GIMNASIA
CEREBRAL

Inés Guaneme Pinilla

Miembro de la International Alliance For Learning

GIMNASIA CEREBRAL

Guía de ejercicios para mantenerte en foma

EDICIONES OBELISCO

Si este libro le ha interesado y desea que le mantengamos informado
de nuestras publicaciones, escríbanos indicándonos qué temas son de su
interés (Astrología, Autoayuda, Ciencias Ocultas, Artes Marciales, Naturismo,
Espiritualidad, Tradición...) y gustosamente le complaceremos.

Puede consultar nuestro catálogo de libros en www.edicionesobelisco.com

Colección Salud y Vida Natural
GIMNASIA CEREBRAL
Inés Guaneme Pinilla

1.ª edición: mayo de 2011

Maquetación: *Natalia Metelska*
Corrección: *Mª Jesús Rodríguez*
Diseño de cubierta: *Enrique Iborra*

© 2009, Inés Guaneme Pinilla
(Reservados todos los derechos)
© 2011, Ediciones Obelisco, S. L.
(Reservados los derechos para la presente edición)

Edición en colaboración con Ediciones Gaviota Colombia

GAVIOTA

Edita: Ediciones Obelisco S. L.
Pere IV, 78 (Edif. Pedro IV) 3.ª, planta 5.ª puerta
08005 Barcelona - España
Tel. 93 309 85 25 - Fax 93 309 85 23
E-mail: info@edicionesobelisco.com

Paracas, 59 C1275AFA Buenos Aires - Argentina
Tel. (541-14) 305 06 33 - Fax: (541-14) 304 78 20

ISBN: 978-84-9777-745-2
Depósito Legal: B-13.403-2011

Printed in Spain

Impreso en Novoprint, S. A.
Energía, 53 – 08740 Sant Andreu de la Barca (Barcelona)

Dedicado a los niños, a los jóvenes y a todas aquellas personas emprendedoras para quienes APRENDER, es entrar en un mundo fascinante y maravilloso de música, ritmo, alegría y gran creatividad.

PRESENTACIÓN

Todo lo que existe en el universo es energía incluyéndonos a nosotros como seres humanos. La forma cómo vemos el mundo, cómo nos relacionamos con los demás, cómo aprendemos y cómo desarrollamos nuestros talentos o potencialidades depende del manejo que le demos a esta energía.

Para que el ser humano pueda desarrollar el 100% de su potencial creativo debe aprender a conocerse a sí mismo. Tal como dijo Sócrates hace muchos años: «Hombre, conócete a ti mismo». Esto implica entrar en un proceso de autoobservación que le permita al hombre integrar armoniosamente los diferentes aspectos de su ser: físico, emocional, mental y de la identidad (lo que él cree que es). Este autoconocimiento le permite lograr un desarrollo integral.

La Gimnasia Cerebral nos ayuda a conseguir esta integración del cuerpo y de la mente como un todo, facilitando así, el proceso de aprendizaje.

La técnica de la Gimnasia Cerebral fue desarrollada por Paul Dennison, doctor en educación (pionero en la investigación cerebral aplicada) y Gail Dennison. Si se pone en práctica esta técnica, el aprendizaje puede convertirse en una agradable y fascinante experiencia.

Es sorprendente ver cómo estos sencillos ejercicios que han sido adaptados de antiguas disciplinas como el yoga, el tai-chi y la acupuntura, e integrados con técnicas de recientes investigaciones sobre el desarrollo del cerebro, la optometría y el desarrollo motor, nos ayudan a descubrir un potencial desconocido e ilimitado que nos abre nuevos horizontes.

Mediante las investigaciones realizadas sobre los efectos de la práctica de la Gimnasia Cerebral, se ha descubierto que estos ejercicios mejoran la memoria, logran una mejor concentración, desarrollan habilidades académicas y artísticas y ayudan a controlar el estrés.

El estrés bloquea el hemisferio derecho, por eso cuando una persona está estresada su organismo demanda más energía, lo cual hace que se inviertan las polaridades, esto genera desarmonía, aparecen las enfermedades y, como consecuencia, se genera un bloqueo que dificulta el aprendizaje.

La técnica de la Gimnasia Cerebral, que utiliza movimientos sencillos del cuerpo e integra las funciones del cerebro, puede ser practicada por niños, jóvenes, artistas, escritores, deportistas, amas de casa y toda clase de profesionales, para equilibrar el cuerpo y la mente como un todo, restaurar la salud y la armonía y reactivar el potencial energético.

El Cerebro y los hemisferios

*Nunca ha existido y jamás existirá una
persona exactamente igual a otra.
Si la unicidad es un requerimiento
indispensable para la evolución de una
sociedad, toda persona es indispensable.*

Paul McLean

Según Roger Sperry y Robert Ornstein –investigadores del cerebro del Instituto Tecnológico de California–, los dos hemisferios del cerebro cumplen funciones diferentes.

El cerebro izquierdo se ocupa principalmente del lenguaje, los procesos matemáticos, los pensamientos lógicos, las secuencias y el análisis; es decir, lo que generalmente se ha denominado como «actividades académicas».

Cerebro izquierdo
(controlador)

Enfatiza:
- *lenguaje*
- *fórmulas*
  matemáticas
- *lógica*
- *números*
- *linealidad*
- *secuencias*
- *análisis*

Cerebro derecho
(imaginativo)

Enfatiza:
- *formas*
  y patrones
- *manejo espacial*
- *ritmo*
- *música*
- *imágenes*
- *ensueño-ilusión*
- *dimensión*

Fuente: Diseño de Colin Rose, *Accelerated Learning* (1987).

A su vez, el cerebro derecho se encarga especialmente de la música, las impresiones visuales, las imágenes, los patrones espaciales, el reconocimiento del color y la habilidad para tratar con cierta clase de pensamientos intangibles, «ideas», como el amor, la belleza, la lealtad y la fidelidad.

Los dos hemisferios no están aislados, se complementan, es decir cada uno necesita del otro para mejorar su desempeño. El hemisferio derecho controla el lado izquierdo del cuerpo y el izquierdo el lado derecho.

A lo largo de la historia encontramos múltiples investigaciones que hablan de la importancia de desarrollar e integrar los dos hemisferios. Cuando esto se logra, se mejoran los procesos de pensamiento, se desarrolla la intuición y la creatividad y se facilita la forma como las personas enfocan los diferentes aspectos de la vida. Esta integración también tiene mucha relación con la obtención de la abundancia.

Es muy importante comprender la trascendencia que tiene el equilibrio entre los dos hemisferios. Dicho equilibrio permite que nuestras actividades sean más placenteras y creativas. Einstein y Leonardo da Vinci son algunos ejemplos de personas que lograron este equilibrio y contribuyeron con grandes inventos a la humanidad.

LA GIMNASIA CEREBRAL

*La capacidad creadora
del cerebro puede ser infinita.*

George Leonard

Sabemos muy poco sobre nuestro cuerpo, y es sorprendente comprobar cómo la Gimnasia Cerebral nos ayuda a descubrir la manera de utilizarlo más sabiamente.

A través del movimiento se pueden despertar ciertos músculos que se encuentran dormidos y reactivar el potencial energético del cerebro.

Los ejercicios de Gimnasia Cerebral son movimientos naturales, sencillos y fáciles de practicar, permiten el uso más integrado de los ojos, los oídos y el cuerpo, desarrollando así nuevas habilidades para mejorar el aprendizaje de todas las personas sin restricción de edad.

Esta integración se logra gracias al desarrollo de los dos hemisferios del cerebro (izquierdo y derecho), objetivo primordial de la Gimnasia Cerebral.

Para realizar correctamente los ejercicios es conveniente tener en cuenta los siguientes aspectos:

LA RESPIRACIÓN

«La respiración es el proceso más importante del cuerpo. Influye sobre la actividad de cada una de las células, y lo principal, está íntimamente relacionada con el funcionamiento del cerebro y estrechamente ligada a todos los aspectos de la experiencia humana.»[1]

La respiración es la fuente primaria de vida, de ahí que sea tan importante respirar correctamente. Cuando una persona respira de forma incorrecta, utiliza solo una parte de la capacidad pulmonar restringiendo el flujo del oxígeno al cuerpo, lo cual afecta a la salud. Algunas de las consecuencias de la falta de oxígeno en el cerebro son: dificultades al caminar, problemas al hablar y falta de coordinación. La falta temporal de oxígeno en el cerebro puede causar lesión cerebral.

Para generar estados de tranquilidad, lo ideal es respirar de una manera rítmica, profunda y lenta. Cuando la respiración es irregular se afectan los ritmos del cerebro y se generan bloqueos físicos, emocionales y mentales.

Si tomamos conciencia de nuestra respiración, la relajación es más fácil, los hemisferios cerebrales se cargan de energía y se genera una estimulación electromagnética.

Cuando la energía se expande por el sistema celular, todo el cuerpo vibra y se equilibra, y el ser humano se vuelve más intuitivo y receptivo.

Para lograr una mayor efectividad de los ejercicios de Gimnasia Cerebral se deben practicar en forma sincronizada con la respiración (inspirar-espirar) Por lo tanto,

---

1   Swami Satyananda Sarasvati. *Asana Pranayama Mudra Bandha.* Bihar School of Yoga.

se recomienda seguir las instrucciones dadas para cada ejercicio.

La forma como la energía fluye por las fosas nasales afecta al funcionamiento de los hemisferios cerebrales. Por ejemplo, cuando la energía fluye por la fosa nasal derecha se activa el hemisferio izquierdo y, cuando la energía fluye por la fosa nasal izquierda, se activa el hemisferio derecho.

Los yoguis nos dan el siguiente ejercicio para equilibrar el flujo de la respiración por ambas fosas nasales.

- Arrodíllese, junte los dedos gordos de los pies, separe los talones y siéntese sobre ellos. Coloque las manos sobre las rodillas y cierre los ojos.

- Relájese y tome conciencia de su respiración, luego respire lenta y profundamente para liberar la tensión de los músculos, después de unos segundos cruce los brazos frente al pecho y coloque cada mano debajo de la axila opuesta con los dedos pulgares hacia arriba.

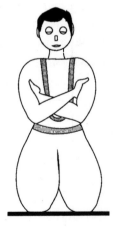

- El punto entre el pulgar y el dedo índice debe presionar la axila. Cuando tenga tapada la fosa nasal derecha haga el ejercicio colocando la mano derecha debajo de la axila izquierda y viceversa. (Puede practicarse hasta que sienta que el flujo de la respiración se ha equilibrado por ambas fosas nasales).[2]

---

2 Swami Satyananda Sarasvati. *Asana Pranayama Mudra Bandha.* Bihar School of Yoga.

EL AGUA

Sabemos que las dos terceras partes del cuerpo humano están conformadas por agua. El agua es un excelente conductor de la energía eléctrica en el cuerpo y ayuda a regular el flujo de las corrientes entre el cerebro y el sistema nervioso central.

Por lo tanto, es necesario tomar agua a medida que se practican los ejercicios de Gimnasia Cerebral.

El agua mejora la concentración y alivia la fatiga mental. Es un gran nutriente y debe tomarse a la temperatura ambiente, media hora antes o media hora después de las comidas.

TOMAR CONCIENCIA

Para obtener mejores resultados, después de cada ronda tome conciencia de sí mismo y observe el efecto de los ejercicios, en su cuerpo, en sus emociones y en su mente.

MERIDIANOS

Los meridianos son canales o caminos a través de los cuales circula la energía alrededor del cuerpo. El doctor Nakatani fue uno de los primeros científicos que demostró la existencia de los meridianos.

Hay diferentes meridianos dependiendo de su ubicación en el cuerpo humano y de la función que desempeñan. Cada meridiano tiene un trayecto definido y algu-

nos de ellos se originan en un órgano, del cu[...]
nombre: meridiano del hígado, meridiano d[...]
meridiano del páncreas, etc. Los meridian[...]
internamente el cuerpo y se conectan exte[...]
un punto de acupuntura.

Hay doce meridianos principales que son bilaterales,
es decir, están ubicados a ambos lados del cuerpo (derecho e izquierdo) y están relacionados con un órgano.

En la práctica de la Gimnasia Cerebral se trabaja con
los siguientes meridianos:

1. Meridiano gobernante

Comienza en el coxis, sube
a lo largo de la columna vertebral, continúa subiendo por
la cabeza y termina en la encía
superior sobre la línea media.
Al activar los botones espaciales se está trabajando con este
meridiano.

2. Meridiano central

Comienza en un punto
del perineo, sube por la parte frontal del cuerpo y termina en el labio inferior. Al
activar los botones de Tierra
se está trabajando con este
meridiano.

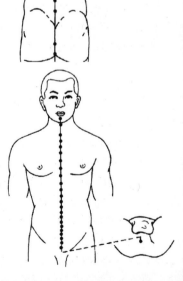

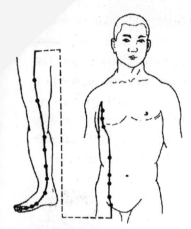

3. Meridiano de los riñones

Este meridiano está ubicado a ambos lados del cuerpo. Comienza en la planta del pie, asciende por la pierna y el muslo hacia el abdomen y el tórax, y termina en un punto debajo de la clavícula. Al activar los botones cerebrales se está trabajando con este meridiano.

4. Meridiano del estómago

Comienza en el rostro, continúa descendiendo por el tórax y el abdomen, baja por la parte externa de la pierna y termina en la yema del segundo dedo del pie.

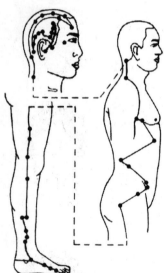

LOS PUNTOS ENERGÉTICOS

Son puntos de acupuntura que se hallan ubicados en puntos específicos del cuerpo humano que, al ser pulsados o estimulados con presiones o masajes con las yemas de los dedos, reactivan la energía, también corrigen las vibraciones no armoniosas de la energía. La energía es vibración. Están clasificados del siguiente modo.

- **Botones cerebrales:** localizados debajo de la clavícula a la derecha e izquierda del esternón. Mejoran la comunicación entre los hemisferios izquierdo y derecho del cerebro. Se ubican en los puntos finales del meridiano de los riñones.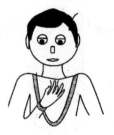

- **Botones de tierra:** estos puntos se encuentran debajo del labio inferior sobre la línea media; están directamente relacionados con la estimulación del cerebro y el alivio de la fatiga mental, y se encuentran al principio y al final del meridiano central de acupuntura.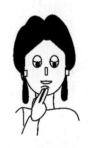

- **Botones de equilibrio:** localizados sobre la hendidura de la base del cráneo, detrás de los lóbulos de las orejas, a una pulgada de la línea media posterior. Relajan el sistema nervioso y restauran el equilibrio del cuerpo.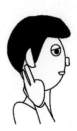

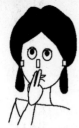

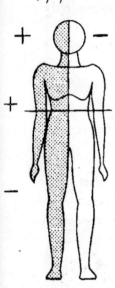

- **Botones espaciales:** ubicados encima del labio superior sobre la línea media; están asociados con el cerebro, la columna y el sistema nervioso. Su activación refresca el cerebro.

Los botones cerebrales, de tierra y espaciales se encuentran localizados en los meridianos de acupuntura (canales de energía).

- **Línea media:** la línea que separa un campo hemisférico y visual del otro campo, cuando la integración es incompleta. Esta línea se puede convertir en una barrera para las personas y puede afectar a los ojos, los oídos, y generar problemas de coordinación.

Ejercicios

*«El movimiento es la puerta
abierta al aprendizaje.»*

Paul Dennison

RESPIRACIÓN ABDOMINAL
(cinco respiraciones)

Este tipo de respiración eleva la autoestima, relaja y mejora los niveles de oxígeno en la sangre y el cerebro generando lucidez mental. Para limpiar los pulmones, el aire se debe liberar lentamente.

La respiración abdominal produce efectos muy positivos en el cuerpo y en la mente, ayuda a reducir los niveles de estrés y genera un estado de calma y de paz interior. Esta respiración se puede practicar antes de comenzar cualquier actividad del día, especialmente el trabajo intelectual. Es de gran utilidad para aquietar la mente y sintonizarse con el poder interior.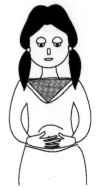

- Coloque las manos sobre el ombligo.
- Inspire profundamente expandiendo el abdomen contando hasta tres y contenga contando hasta tres.

21

- Espire contrayendo el abdomen contando hasta tres y contenga contando hasta tres. Este ejercicio se puede practicar de pie, sentado o acostado.

BOTONES CEREBRALES
(20-30 segundos con cada mano)

Los botones cerebrales mejoran la comunicación entre los hemisferios izquierdo y derecho. Incrementan el flujo de la energía electromagnética del cuerpo, ayudan al funcionamiento de los riñones, activan los centros visuales para la lectura, fortalecen los músculos relajando la energía bloqueada en los meridianos y desarrollan la habilidad de pensamiento.

Ayudan a sentirse más alerta, lúcido y centrado; resulta ideal practicarlos cuando una persona se siente preocupada o en estado de confusión.

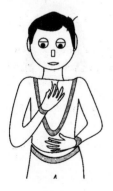

- Masajee con los dedos pulgar y corazón de la mano derecha los puntos energéticos del esternón como se observa en la figura y, al mismo tiempo, coloque la mano izquierda sobre el ombligo.
- Repita el ejercicio cambiando de mano.

BOTONES DE TIERRA
(30 segundos con cada mano;
4 a 6 respiraciones completas)

Facilita la concentración y libera la fatiga mental. A medida que practica el ejercicio, respire lenta y profundamente, perciba una corriente de energía que sube por el centro de su cuerpo mientras inspira y que baja cuando espira.

- Estimule con los dedos índice y corazón la zona debajo del labio inferior y apoye la otra mano sobre el hueso púbico o sobre el ombligo.
- Relájese, mire hacia abajo y respire lenta y profundamente.
- Repita el ejercicio cambiando de mano para estimular ambos hemisferios.

BOTONES ESPACIALES
(30 segundos con cada mano; 4-6 respiraciones completas)

Refrescan el cerebro, activan los dos hemisferios y facilitan la relajación. Están asociados con el cerebro, la columna y el sistema nervioso central.

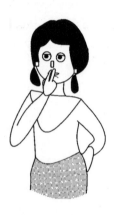

- Estimule con los dedos índice y corazón de la mano derecha el área del labio superior y coloque la otra sobre el coxis, como se observa en la figura.
- Mire hacia arriba o de arriba abajo siguiendo un plano vertical.
- Relájese a medida que respira y sienta que la energía fluye a través de la columna.
- Cambie de mano y repita el ejercicio para estimular ambos hemisferios.

BOTONES DE EQUILIBRIO
(30 segundos a cada lado)

Equilibran las tres dimensiones: izquierda-derecha; arriba-abajo; atrás-adelante. Relajan el sistema nervioso y mantienen la mente activa. Facilitan la toma de decisiones y ayudan a que la mente permanezca alerta.

- Pulse con los dedos índice y corazón de la mano izquierda el punto energético de la base del cráneo y coloque la mano derecha sobre el ombligo.
- Cambie de mano y repita el ejercicio.

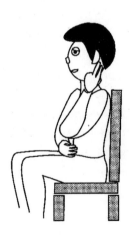

GATEO CRUZADO
(12 a 15 veces)

Son movimientos que se hacen simultáneamente con el brazo derecho y la pierna izquierda y viceversa, cruzando la línea media. Se pueden practicar al ritmo de la música de Albinoni, Vivaldi, Mozart, Corelli, Beethoven; así se logra una mayor efectividad.

Estimulan simultáneamente los dos hemisferios, preparan el cerebro para un mayor nivel de razonamiento y facilitan el aprendizaje integral.

Hacer el ejercicio colocando la lengua en el paladar mejora la coordinación entre los dos hemisferios, elevando la autoestima.

Los ritmos clásicos transmiten alegría, entusiasmo y llenan de energía tanto física como mentalmente.

Algunas de las composiciones musicales sugeridas son:

- Albinoni: *Allegro del concierto en* si *bemol mayor, opus 9 n.º 11.*
- Vivaldi: *Concierto en* fa *mayor para flauta.*
- Mozart: *Allegro del concierto para flauta en* re *mayor, n.º 2.*
- Corelli: *Allegro del concierto en* fa *mayor, opus 6, n.º 6.*
- Beethoven: *Allegro de la sinfonía n.º 6.*

Al ritmo de la música
(12 a 15 veces)

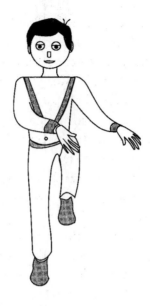

- Levante la rodilla izquierda y tóquela con la mano derecha cruzando la línea media.
- Levante la rodilla derecha y tóquela con la mano izquierda cruzando la línea media.
- Los brazos y las piernas se mueven alternadamente al ritmo de la música. También se puede practicar alternando la rodilla con el codo o tocando el talón con la mano contraria.

OCHOS PEREZOSOS
(3 veces con cada mano,
3 veces con ambas manos)

Desarrollan la visión periférica, favorecen la fluidez mental e integran los campos visuales derecho e izquierdo.

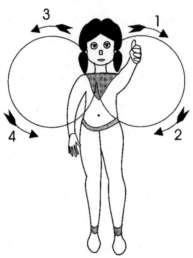

Es aconsejable realizar esta práctica antes de comenzar a leer o trabajar en el computador. Ayudan a mejorar la visión periférica para la fotolectura (técnica de lectura rápida que permite leer 25.000 palabras por minuto).

Antes de hacer el ejercicio frote las palmas de las manos hasta que sienta la energía en forma de calor, luego lleve las palmas arqueadas a los ojos sin ejercer presión y perciba cómo se relajan todos los músculos ópticos.

- De pie, extienda el brazo izquierdo hacia adelante.
- Con el dedo pulgar hacia arriba a la altura de los ojos y los otros dedos cerrados, dibuje el ocho empezando en el centro, luego hacia arriba a la izquierda, abajo y luego a la derecha, arriba, abajo y al centro.
- Sin mover la cabeza siga con los ojos el desplazamiento del dedo pulgar. Siempre empiece el ejercicio por la izquierda, independientemente del brazo que esté utilizando.
- Cambie de brazo y repita el ejercicio. Se puede hacer también con los dos brazos al mismo tiempo.

EL ELEFANTE
(5 veces a cada lado)

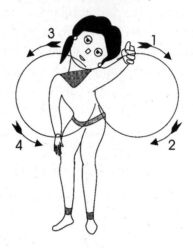

Integra los hemisferios para escuchar con ambos oídos, mejora la concentración y la memoria. Libera la tensión muscular del cuello.

En este movimiento el torso, la cabeza, el brazo y la mano funcionan como un todo. Las rodillas deben estar un poco flexionadas.

- Coloque la cabeza sobre el hombro izquierdo.
- Con el brazo izquierdo y la mirada al frente enfocada más allá de la mano, trace los ochos perezosos, flexionando las rodillas y moviendo todo el cuerpo. Siempre empiece el ocho por el lado izquierdo independientemente del hombro que esté utilizando.
- Cambie de brazo y repita el ejercicio.
  En la Gimnasia Cerebral, los oídos están relacionados con la memoria.

LOS OCHOS DEL ALFABETO

Ayudan a desarrollar las actividades motoras finas, la coordinación ojo-mano y la visión periférica; asimismo corrigen los problemas de dislexia. Con esta práctica los estudiantes descubren similitudes en la estructura de las letras: r, m, n. Se puede dejar volar la imaginación dibujando las letras en el aire, en el tablero, en la arena, en la pared, etc.

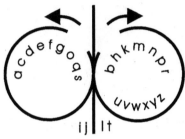

- Las letras se hacen siguiendo el patrón de los ochos perezosos.
- Las letras: a, c, d, e, f, g, o, q, s comienzan en la línea media y se mueven sobre la curva hacia arriba y hacia la izquierda.
- Las letras: b, h, k, m, n, p, r, u, v, w, x, y, z comienzan sobre la línea media, luego abajo, arriba y a la derecha.
- Antes de practicar este ejercicio, es conveniente hacer los OCHOS PEREZOSOS.

DOBLE GARABATEO
(30 segundos)

Mejora la inteligencia de los niños, el sistema visual y la creatividad, también desarrolla la conciencia espacial.

Al practicar el doble garabateo se ejercitan los músculos de los brazos y los hombros.

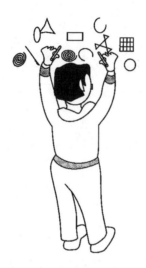

- Haga dibujos y toda clase de figuras geométricas al tiempo con ambas manos en diferentes direcciones, hacia afuera, arriba, abajo y adentro.

Al hacer los dibujos tome como referencia una línea central y que sirva de guía.

LA BOMBA DE LA PANTORRILLA
(tres veces a cada lado)

Mejora las habilidades lingüísticas y la expresión verbal. Facilita el aprendizaje de idiomas.

Restaura la longitud natural de los tendones de los pies y de la parte inferior de las piernas. Los tendones cortos impiden que una persona perciba el peligro.

Dennison observó que las personas que no podían expresarse verbalmente, ni escribir respuestas lógicas sobre asuntos cotidianos, bloqueaban las rodillas y tensaban el músculo de la pantorrilla. Con este ejercicio se corrigen estos problemas.

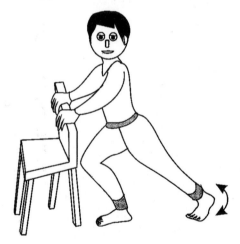

- De pie (sin zapatos) apoye las manos en el espaldar de una silla o en la pared.
- Estire la pierna izquierda hacia atrás y flexione la rodilla derecha, tal como se observa en la figura.

- Inspire, levante el talón izquierdo y deje caer el peso del cuerpo sobre la pantorrilla derecha, ejerciendo presión sobre el piso con la planta del pie.
- Espire, coloque el talón izquierdo en el piso y deje caer todo el peso del cuerpo sobre la pierna izquierda. Esto es una ronda. Repita el ejercicio cambiando de pierna.

EL SOMBRERO DEL PENSAMIENTO
(3 o más veces)

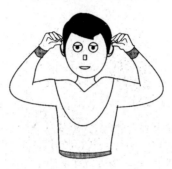

Mejora la atención, la fluidez verbal y ayuda a mantener el equilibrio, incrementa la comprensión de lo que se escucha, la concentración y la memoria.

Este ejercicio es muy importante porque en los lóbulos de las orejas hay 400 puntos de acupuntura que están relacionados con cada una de las funciones del cerebro y del cuerpo.

De acuerdo con los resultados de diferentes investigaciones, se ha comprobado que escuchar música a un volumen muy fuerte o el uso exagerado de audífonos afecta al oído.

- Con los dedos pulgar e índice, estire hacia arriba y un poco hacia atrás los lóbulos de las orejas y desenróllelos suavemente.
- Comience en la parte superior y masajee de adentro hacia afuera y de arriba hacia abajo alrededor de la curva. Practíquelo sin aretes.

EL ENERGIZADOR
(3 veces)

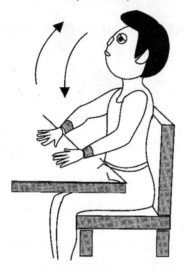

Relaja la columna liberando la tensión ocasionada por el exceso de trabajo en el computador o por permanecer demasiado tiempo frente al televisor. (Variación cobra de yoga).

- Coloque las manos sobre una mesa con los dedos apuntando ligeramente hacia el centro, tal como se observa en la figura.
- Apoye la cabeza sobre la mesa abriendo un poco los codos.
- Inspire profundamente, levantando primero la frente, luego el cuello y, por último, la espalda.
- Espire lentamente a medida que baja el mentón hacia el pecho, luego la cabeza, y por último, descanse la frente sobre la mesa, o hasta donde le resulte cómodo.

LA COBRA
(tres veces)

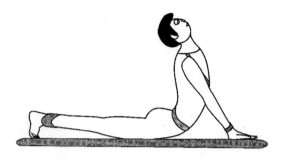

Contribuye a la flexibilidad de la columna, relaja la espalda al mejorar la circulación en esta área del cuerpo. Este ejercicio de yoga puede sustituir al anterior. Se debe practicar sobre una colchoneta.

Relaja los músculos de los hombros y del cuello al activar la circulación de la sangre y la energía en el cerebro. Mejora la audición, la memoria y la concentración.

- Acuéstese boca abajo con las piernas estiradas, los pies juntos y las manos apoyadas sobre el suelo, con los dedos apuntando hacia adelante alineados con los hombros.
- Coloque la frente sobre el piso y relaje todo el cuerpo.
- Inspire y levante gradualmente la cabeza, el cuello y los hombros a medida que va estirando los brazos.
- Arquee la espalda, levante el tronco apoyándose en las manos, lleve la cabeza hacia atrás y dirija la mirada arriba, al entrecejo.
- Espire y vuelva a la posición inicial.

FLEXIONES DEL PIE
(5 veces con cada pie)

Restauran la longitud natural de los tendones de los pies y de la parte inferior de las piernas. Ayudan a desarrollar el lenguaje y la fluidez verbal. Integran la parte posterior y anterior del cerebro mejorando la visión.

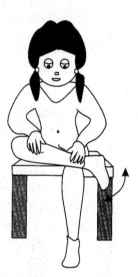

Los tendones están relacionados con los ojos.

- Coloque las yemas de los dedos de las manos al comienzo y al final de la pantorrilla como se observa en la figura.
- Suavemente apriete con los dedos de las manos los músculos hasta que se relajen.
- Al mismo tiempo, lenta y coordinadamente flexione el pie hacia adelante y hacia atrás o en círculo, relajando los músculos.
- Masajee la pantorrilla.
- Repita el ejercicio con el otro pie. También se pueden masajear otros puntos tensos de la pantorrilla.

Con este ejercicio, Paul Dennison logró que niños que no hablaban aprendieran a desarrollar las habilidades lingüísticas y mejoraran la atención.

BOSTEZO ENERGÉTICO
(45 segundos; 3 a 6 veces)

El bostezo oxigena el cerebro, relaja la tensión del área facial (especialmente en caso de ira), activa la vocalización, mejora la visión y conduce a un estado de relajación cuando hay exceso de trabajo mental.

El bostezo es un reflejo natural que ayuda a mejorar el flujo de energía y la circulación en el cerebro. Bostezamos cada vez que necesitamos más oxígeno.

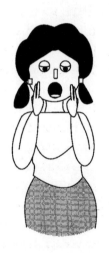

- La practica del bostezo energético permite masajear las mandíbulas y relajar los músculos.
- Coloque los dedos índice y corazón en la unión de las mandíbulas y comience a hacer el sonido de la letra «a». El bostezo se produce de una manera natural y espontánea. Puede hacerse al ritmo de la respiración.
- Al terminar, tómese unos segundos para observar el efecto en su cuerpo, en su mente y en sus emociones.

Cuando se sienta muy estresado, tenso o nervioso, relaje la mandíbula.

CONECTOR A TIERRA
(3 veces a cada lado)

Facilita la concentración y relaja todo el cuerpo, especialmente los tendones de la corva, las caderas y el área pélvica.

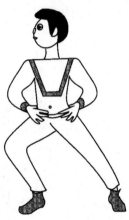

- De pie, con las manos en la cintura, separe las piernas un poco más que el ancho de los hombros.
- Inspire, gire suavemente el pie derecho hacia la derecha y mantenga el izquierdo recto.
- Espire, doble la rodilla derecha e inclínese hacia el lado derecho formando un ángulo recto. La rodilla debe quedar alineada con los dedos de los pies.
- Inspire al tiempo que endereza la rodilla derecha. Repita el ejercicio para el lado contrario.

DESLIZADOR DE GRAVEDAD
(3 veces a cada lado)

Ayuda a liberar la tensión en las caderas y en la pelvis, relaja la espalda, facilita los movimientos libres y ágiles y el equilibrio. Incrementa el sentido de organización mejorando el desempeño académico.

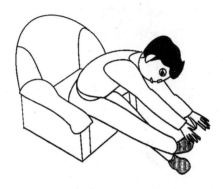

- Siéntese confortablemente, inspire, cruce los pies y mantenga las rodillas relajadas.
- Espire, inclínese y estire los brazos hacia adelante paralelos al piso, explorando todo el espacio posible.
- Inspire al levantar los brazos.
  Repita el ejercicio cruzando las piernas en sentido contrario.

GIROS DEL CUELLO
(3 veces)

Alivia la fatiga mental, relaja el cuello y los hombros.

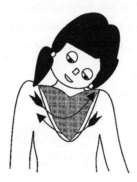

- Respire lenta y profundamente.
- Relaje los hombros.
- Incline la cabeza hacia adelante, balanceándola suavemente de un lado a otro, inspirando hacia arriba y espirando hacia abajo.

  Este ejercicio se puede hacer con los ojos abiertos o cerrados. A medida que realiza el ejercicio, enfoque la atención en el área del cuello y deje que la tensión se desvanezca a medida que respira. Puede imaginarse una cascada de agua fresca que cae sobre el cuello.

EL COLUMPIO

(15 segundos)

Relaja las caderas y facilita la comprensión y la concentración. Al activar el sacro se activa el cerebro.

El Dr. Dennison sostiene que los niños que no se pueden concentrar lo logran después de practicar este ejercicio.

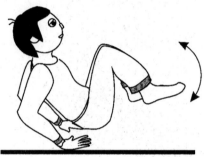

- Siéntese en el suelo, sobre una colchoneta, manta o cobija para que no se lesione la columna vertebral.
- Doble las rodillas y coloque los brazos atrás con las palmas de las manos hacia adelante de manera que sirvan de soporte.
- Balancéese inspirando hacia arriba y espirando hacia abajo.

Precaución: Las personas que tienen problemas de columna no deben practicar este ejercicio.

GANCHOS

Conecta todos los circuitos energéticos del cuerpo, reactivando la energía bloqueada. Mejora la atención, eleva la autoestima, elimina el estrés y el insomnio. Nos ubica en el aquí y ahora para lograr un aprendizaje óptimo.

Este ejercicio comprende dos partes y se puede practicar con música suave.

Primera Parte

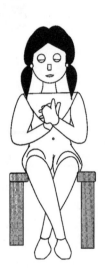

- Sentado o de pie cruce el pie derecho sobre el pie izquierdo.
- Estire los brazos hacia el frente separados uno del otro a la misma distancia de los hombros, con las palmas de las manos una frente a la otra.
- Gire las palmas de las manos hacia afuera con los pulgares hacia abajo.
- Entrelace los dedos de las manos, llévelas hacia el pecho con los dedos pulgares hacia arriba, al inspirar apoye la lengua en el paladar blando (esto hace que el cerebro esté atento) y relájela al espirar. Respire lenta y profundamente.
- Cierre los ojos, relájese y observe los cambios producidos, en la respiración. Permanezca en esta posición un minuto.

Segunda Parte

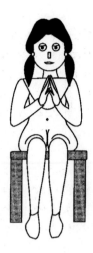

- Deshaga la postura, junte las manos uniendo las yemas de los dedos.
- Relájese y observe los cambios en la respiración. Permanezca en esta posición durante un minuto.
- Repita el ejercicio cruzando las piernas en sentido contrario.

Practique este ejercicio cuando se sienta triste, confuso o enfadado.

LA LECHUZA
(3 veces a cada lado)

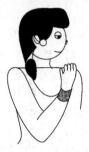

Relaja los músculos de los hombros y del cuello al activar la circulación de la sangre y la energía en el cerebro. Mejora la audición, la memoria, incluida la visual, y la concentración.

- Antes de comenzar el ejercicio ubique la zona del hombro a relajar colocando la mano derecha sobre el hombro izquierdo y girando la cabeza hacia el lado derecho.

- Con la cabeza centrada y la mano derecha sobre el hombro izquierdo (posición inicial), inspire y luego, a medida que espira, gire la cabeza al lado izquierdo manteniéndola al nivel de la barbilla, apretando con la mano los músculos del hombro izquierdo.

- Inspire, dirija la cabeza al centro y luego, a medida que espira, gírela al lado derecho.

- Vuelva a colocar la cabeza en el centro, mientras espira, inclínela tratando de tocar el pecho con la barbilla, inspire, levante la cabeza y vuelva a la posición inicial.

- Cambie de brazo y repita el ejercicio con el hombro derecho.

  Esto es una ronda. Haga tres rondas.

ACTIVACIÓN DEL BRAZO
(3 veces a cada lado)

Ayuda a restablecer la longitud de los músculos de la parte superior del pecho y de los hombros. Relaja todo el cuerpo, libera la tensión de los brazos y de los hombros, ayuda a mejorar la coordinación ojo-mano, e incrementa la habilidad para expresar las ideas.

- Levante el brazo derecho y colóquelo al lado del oído, doble el brazo izquierdo alrededor de la cabeza y con la mano izquierda sujete el brazo derecho como se observa en la figura.

- Inspire y luego espire suavemente (con los labios ligeramente abiertos), mientras activa los músculos del brazo derecho haciendo presión con la mano izquierda en las cuatro direcciones: adelante, atrás, adentro y afuera. Haga más de una respiración en cada posición.

- Cambie de brazo y repita el ejercicio.

- La cabeza debe permanecer derecha y relajada.

- Este ejercicio puede realizarse sentado o de pie.

GATEO CRUZADO DE ESPALDAS
(De 12 a 15 veces)

Relaja la parte inferior de la espalda al tiempo que activa la integración de los hemisferios del cerebro. Fortalece los músculos abdominales.

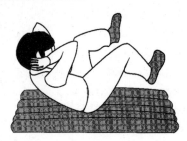

- Acostado de espaldas sujete con las manos la parte de atrás de la cabeza como se observa en la figura.
- Al ritmo de la respiración lleve el codo derecho a la rodilla izquierda y luego el codo izquierdo a la rodilla derecha, alternando el movimiento como si estuviera pedaleando en una bicicleta.
- Imagine que hay una «x» entre las caderas y los hombros.

Precaución: Para esta práctica se aconseja colocar una colchoneta, una manta o una cobija doblada para que no se lesione la columna. Las personas con problemas de columna no deben practicar este ejercicio.

PUNTOS POSITIVOS

Son los puntos neurovasculares del meridiano del estómago, ubicados en las prominencias de la frente. Ayudan a liberar el estrés y los bloqueos de la memoria. Aportan energía a los lóbulos frontales.

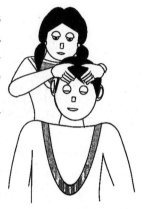

- Toque suavemente con las yemas de los dedos de cada mano los puntos sobresalientes de la frente, tal como se observa en la figura.
- Cierre los ojos, relájese y tome conciencia de los efectos de la relajación.
- Concentre su atención en una actitud o sentimiento que desee mejorar.

Se pueden masajear estos puntos para aliviar el estrés visual. Se sugiere acompañar este ejercicio con visualizaciones o pensamientos creativos. Por ejemplo, imaginar diferentes alternativas para la solución de un problema.

Al activar estos puntos nos volvemos más creativos, nos fluyen nuevas ideas y podemos tomar decisiones más sabias.

EL TRAMPOLÍN

Desarrolla la concentración y mejora la memoria.

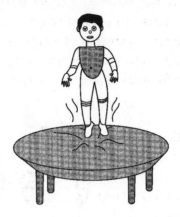

- Debido al alto nivel de concentración que exige, se aconseja hacer este ejercicio especialmente cuando deseamos memorizar algo.
- Es más efectivo que correr una milla.
- Se practica saltando sobre una cama elástica.

EJERCICIOS DE LOS OJOS

Para estimular los músculos visuales, mejorar la visión y prevenir el cansancio ocular ocasionado por el exceso de trabajo, se recomienda poner en práctica, acompañados de una respiración normal, los siguientes ejercicios.

Antes de comenzar cada ejercicio frote las palmas de las manos y colóquelas suavemente sobre los ojos.

MOVIMIENTO N.° 1
(cinco veces)

- Mire hacia arriba y luego hacia abajo.

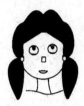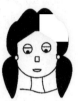

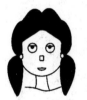

MOVIMIENTO N.° 2
(cinco veces)

- Mire lo más lejos posible y luego mire la punta de la nariz.

MOVIMIENTO N.° 3
(cinco veces)

- Mire hacia la izquierda y luego hacia la derecha.

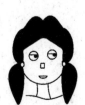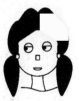

MOVIMIENTO N.º 4

(cinco veces)

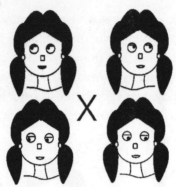

- Mire en forma de «x» como se observa en la figura.
- Mire hacia arriba y a la derecha y luego diagonalmente hacia abajo y a la izquierda.
- Repita los movimientos en la dirección opuesta.

MOVIMIENTO N.° 5

(cinco veces)

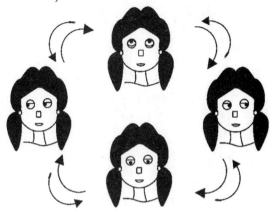

- Describa un círculo con los ojos en el sentido de las manecillas del reloj, comenzando en la línea 12, luego cambie de dirección.

Para descansar los ojos no es conveniente permanecer sentado durante más de 10 minutos en un solo sitio mirando a un mismo punto.

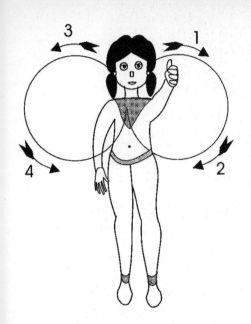

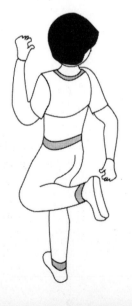

Resultados inmediatos

Cuando se ponen en práctica diariamente los ejercicios de Gimnasia Cerebral, se logra armonizar o hacer funcionar en muy poco tiempo el cuerpo y la mente como un todo.

Los ejercicios de Gimnasia Cerebral han sido diseñados para ser rápidos, sencillos y muy eficaces.

Su práctica genera un equilibrio físico, mental y emocional. Con solo que se practiquen 8 minutos dos veces al día se crean las condiciones ideales para generar rápidamente cambios positivos que permiten agilizar y facilitar el proceso de aprendizaje y mejorar la habilidad innata para aprender.

Cuando los ejercicios de Gimnasia Cerebral se practican diariamente se consigue:

- Armonizar y hacer funcionar la mente como un todo.
- Eliminar el estrés y el síndrome del miedo al fracaso.
- Mejorar la visión, la audición y la memoria.
- Incrementar la autoestima.
- Desarrollar las potencialidades del ser humano.
- Mejorar la motivación, la atención y la concentración en los estudiantes.
- Integrar los dos hemisferios cerebrales.
- Aprender con todo el cuerpo.

Algunos de los logros que se pueden alcanzar con la práctica de estos ejercicios son los siguientes:

1. DESARROLLAR HABILIDADES

Para la lectura

Los siguientes ejercicios ayudan a desarrollar e integrar los componentes auditivo, visual y motor para la lectura.

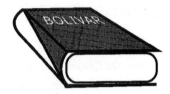

- Botones cerebrales (pág. 22)
- Gateo cruzado (pág. 26)
- Ochos perezosos (pág. 28)
- Giros del cuello (pág. 42)
- Bostezo energético (pág. 39)
- El columpio (pág. 43)
- Respiración abdominal (pág. 21)

Para la comprensión de la lectura

Se recomienda practicar los siguientes ejercicios:

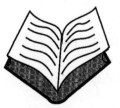

- La bomba de la pantorrilla (pág. 33)
- Flexiones del pie (pág. 38)
- Deslizador de gravedad (pág. 41)

Para la memoria

Para integrar la información auditiva y visual se recomienda:

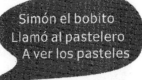

- Gateo cruzado (pág. 26)
- Puntos positivos (pág. 49)
- Botones de equilibrio (pág. 25)
- Giros del cuello (pág. 42)

Para las Matemáticas

Las matemáticas resultan más fáciles cuando se está familiarizado con los conceptos de espacio, relaciones y cantidades.

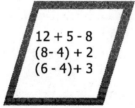

- La lechuza (pág. 46)
- La bomba de la pantorrilla (pág. 33)
- Giros del cuello (pág. 42)
- Deslizador de gravedad (pág. 41)
- El elefante (pág. 30)

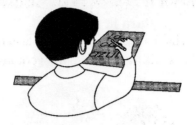

Para la escritura

La coordinación entre mano y ojo se logra con la práctica de los siguientes ejercicios:

- Ochos perezosos (pág. 28)
- Los ochos del alfabeto (pág. 31)
- Doble garabateo (pág. 32)
- Activación del brazo (pág. 47)

Para la composición creativa

Para desarrollar la creatividad en la expresión escrita se recomienda la práctica de:

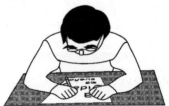

- La bomba de la pantorrilla (pág. 33)
- Flexiones del pie (pág. 38)
- Bostezo energético (pág. 39)

Para mejorar la capacidad de escuchar

El saber escuchar es fundamental para la expresión oral. Esta habilidad se desarrolla con la práctica de:

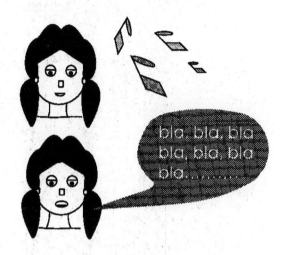

- El sombrero del pensamiento (pág. 35)
- Gateo cruzado (pág. 26)
- El elefante (pág. 30)
- Ganchos (pág. 44)

2. ELEVAR LA AUTOESTIMA

La autoestima es un factor importante para asumir riesgos, sentirse seguro y respetar el espacio de otras personas. Se deben practicar los siguientes ejercicios:

- Ganchos (pág. 44)
- Botones de equilibrio (pág. 25)
- Puntos positivos (pág. 49)

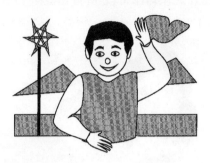

3. COORDINAR TODO EL CUERPO PARA PRACTICAR DEPORTES

La coordinación se mejora a través de los siguientes ejercicios:

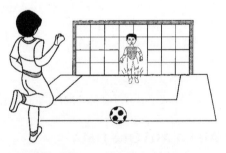

- Gateo cruzado (pág. 26)
- Botones de equilibrio (pág. 25)
- El columpio (pág. 43)
- Botones espaciales (pág. 24)

4. FACILITAR LA REALIZACIÓN DE PRUEBAS

Para transmitir la información almacenada en la memoria en el momento de realizar un examen, es necesario centrarse en el aquí y ahora sin confusión, ni ansiedad.

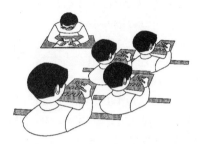

- Beber agua (pág. 16)
- Botones espaciales (pág. 24)
- Gateo cruzado (pág. 26)
- Ochos perezosos (pág. 28)
- Botones de tierra (pág. 23)
- Ganchos (pág. 44)

5. CONTROLAR LOS EFECTOS DE LA CONTAMINACIÓN AMBIENTAL

De los aparatos eléctricos

Cuando las personas –especialmente los niños– permanecen mucho tiempo frente a las pantallas de televisión someten los ojos a mucha tensión porque se trabaja con visión cercana y no lejana, por esta razón, los niños no tienen movimientos motores finos.

Los niños deberían estar jugando al aire libre con una pelota enviándola y recibiéndola para contrarrestar estos efectos.

Aparentemente nuestra visión es buena; sin embargo, nuestros ojos con frecuencia están apagados debido al estrés que generan las escenas de violencia que se presentan en la televisión.

La audición se ve afectada por la contaminación acústica causada por la música ensordecedora. Los efectosnegativos de esta contaminación auditiva y electromagnéticagenerada por los aparatos eléctricos puede ser controlada a través de:

- Beber agua (pág. 16)
- Ganchos (pág. 44)
- Giros del cuello (pág. 42)
- Ejercicios de los ojos (pág. 51)

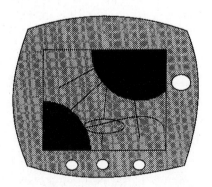

De los medios de transporte

Para aliviar las tensiones generadas por los medios de transporte se sugiere practicar:

- Ochos perezosos (pág. 28)
- Botones de equilibrio (pág. 25)
- Gateo cruzado (pág. 26)
- Giros del cuello (pág. 42)
- El sombrero del pensamiento (pág. 35)
- Puntos positivos (pág. 49)

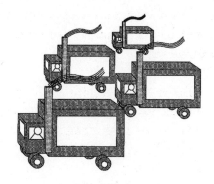

Prácticas diarias

Para comenzar a practicar la Gimnasia Cerebral, se recomienda poner en práctica una serie de sesiones diarias (mañana y tarde o noche), combinando las diferentes clases de ejercicios según su efecto.

Paul Dennison nos da las siguientes sugerencias, las cuales se pueden llevar a cabo en tres días del siguiente modo:

Prácticas diarias

Realice los siguientes pasos antes de cada sesión diaria de ejercicios o cuando sienta la necesidad de relajarse.

- Tome al menos un vaso de agua.
- Botones cerebrales.
- Gateo cruzado. Antes de realizar este ejercicio es conveniente tomar agua y practicar los botones cerebrales con el fin de preparar el cuerpo y el cerebro.
- Ganchos.

Primer día: ronda de la mañana

- Sombrero del pensamiento
- Doble garabateo
- La lechuza

Primer día: ronda tarde o noche

- Respiración abdominal
- Botones espaciales
- Energizador
- Bomba de la pantorrilla

Segundo día: ronda de la mañana

- Botones de tierra
- El elefante
- Flexiones del pie
- Activación del brazo

Segundo día: ronda de la tarde

- Ochos perezosos
- El columpio
- Bostezo energético

Tercer día: ronda de la mañana

- Conector a tierra
- Botones de equilibrio
- Ochos del alfabeto
- Puntos positivos

Tercer día: ronda de la tarde

- Deslizador de gravedad
- Gateo cruzado de espaldas
- Giros del cuello

Al terminar las tres sesiones comience de nuevo.

Bibliografía

COLIN, R.: *Accelerated Learning.*, Dell Publishing, 1987.

DENNISON P. Y G.: *Brain Gym*, Edukinesthetics, Inc., 1989.

—: *Edu - K para Chicos* Edu-Kinesthetics, Inc. 1987.

IBARRA LUZ M.: *Aprende mejor con Gimnasia Cerebral.* Garnik Ediciones, 1998.

PROMISLOW S.: *Making The Brain Body Connection.* Kinetic Publishing Corporation, 1999.

SWAMI SATYANANDA SARASVATI: *Asana Pranayama Mudra Bandha.* Bihar School of Yoga.

TESTIMONIOS

Los ejercicios de Gimnasia Cerebral me han servido mucho para memorizar y relajarme. También he notado mi buena disposición para aprender, despejar mi mente y mejorar la concentración. Antes estaba descentrado y tenía problemas de memoria que me dificultaban el aprendizaje. Los ejercicios me han enseñado a controlar la respiración. Me siento muy agradecido, pues he notado una gran mejoría en mi concentración y atención.

Atte. Oscar Andrés Rodríguez

Hola Inés,

A mí estos ejercicios me han resultado tan eficaces que los recomiendo encarecidamente. Yo los he practicado como un complemento al trabajo espiritual, para integrar lo físico y lo mental. La Gimnasia Mental facilita la adquisición de un equilibrio entre la mente, las emociones y las acciones y generando una correcta disposición en lo que enfrentemos en el día a día.

Gracias a Gurú-Ma por incentivar estas herramientas, que se deben practicar en el sendero que transitemos.

Gracias a ti, Inés, por seguir en tu empeño de que tengamos más herramientas prácticas y sencillas.

¡Victoria, siempre Victoria!

Jorge Wilson García de Cali

Índice

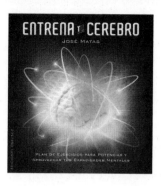

Entrena tu cerebro

¿Podemos impedir la degradación del cerebro? ¿Qué tipo de actividades ayudan a mantener la lucidez y la claridad mental? ¿Existen ejercicios para potenciar las capacidades cerebrales?

A pesar de representar menos del 2 % del peso de nuestro cuerpo, el cerebro consume siempre un 20 % de la energía de nuestro organismo y ese consumo debe mantenerse constante para un rendimiento óptimo. El grado de consumo depende del tipo de tarea que se realiza. La actividad cerebral no será la misma escuchando una conferencia sobre desarrollo macroeconómico que estar preparando la cena, disfrutando de una pieza de Bach…

De la misma manera que, al realizar ejercicio físico, la sangre aporta energía a los respectivos grupos musculares, para llevar a cabo cualquier tarea mental, el flujo sanguíneo estará a disposición de cada zona cerebral para proveerla del combustible indispensable.

Resulta evidente que, para mantener la misma capacidad de rendimiento cerebral, al avanzar la edad, hace falta un entrenamiento constante y variado, teniendo en cuenta la organización modular del cerebro.

En este libro encontrarás tanto las bases teóricas como todos los requisitos, desde la alimentación hasta los hábitos de pensamiento, para garantizar un funcionamiento mental óptimo, además de un conjunto de ejercicios de entrenamiento adaptados a cada facultad específica del cerebro.

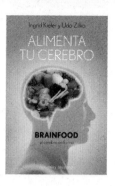

Alimenta tu cerebro

Somos lo que comemos. Una alimentación adecuada no sólo nos protege frente a numerosas enfermedades, sino que también potencia nuestro rendimiento físico y mental. Sin lugar a dudas, ¡la alimentación influye en el funcionamiento de nuestro cerebro! ¡Cuídala!

Gracias a este libro aprenderás:

- Cómo mantener el cerebro en plena forma con la dieta neurosaludable.
- Cómo una alimentación errónea puede alterar las funciones del cerebro.
- Cómo una alimentación neurosaludable, rica en nutrientes para el cerebro, mejora la memoria y la capacidad de aprendizaje.
- Cuáles son los nutrientes que precisa el cerebro para mantener intactas todas sus funciones y rendir bien a largo plazo.

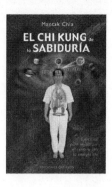

El Chi Kung de la Sabiduría

El Chi Kung de la Sabiduría muestra cómo revitalizar el cerebro: Reajustando su funcionamiento, mejorando la memoria y expandiendo su capacidad.

A diario, nuestro cerebro consume tanta energía que nos queda muy poca al final de la jornada. Si nos excedemos pensando o preocupándonos por algo, el cerebro puede llegar a utilizar hasta el 80 por 100 de las reservas energéticas de todo el cuerpo. Pero si aprendemos a detener el cerebro, a vaciar la mente de la incesante conversación de la «mente del mono», y luego lo recargamos con energía *chi*, podremos incrementar nuestra capacidad, nuestra concentración y nuestra claridad mental. Haciendo uso de la meditación de la Sonrisa Interior, el lector aprenderá el proceso de:

1. Recargar el cerebro con energía *chi* del modo más útil.

2. Sonreír y vaciar la mente en el *tan tien* inferior y en los órganos, que serán los que se encargarán de transformar la energía *chi*.

3. Cuando la mente está vacía, la energía transformada por los órganos se enviará de vuelta al cerebro para revitalizarlo. Este proceso sincronizará los dos hemisferios cerebrales, activando y entrando en contacto con los potenciales energéticos del cuerpo.

4. En tanto la mente continúe vaciándose, recibiendo y potenciando la energía *chi* transformada, podrá abrirse y conectar con las energías *chi* del universo, y llenar el organismo con una fuerza vital potenciada.

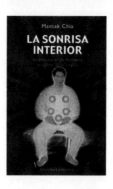

La sonrisa interior

La meditación de la Sonrisa Interior es una práctica que hace incidir la gratitud y la alegría sobre los órganos internos para resolver las tensiones físicas y mentales que podrían derivar en una enfermedad. El taoísmo considera las emociones negativas (la rabia, la tristeza, la depresión, el miedo y las preocupaciones) energías de baja calidad que provocan enfermedades crónicas y nos privan de nuestra fuerza vital mediante la generación de bloqueos energéticos.

El maestro Mantak Chia nos muestra que la conciencia interna producida por la sencilla, aunque poderosa, práctica de la Sonrisa Interior elimina de los órganos la energía negativa venenosa, que bloquea el flujo del *chi*, para nutrir la totalidad del cuerpo con la energía positiva de la fuerza vital.

Al igual que una sonrisa exterior genuina transmite energía positiva y alberga la capacidad de animar y curar, la Sonrisa Interior genera un elevado grado de energía que promueve una curación interior intensa, una relajación profunda, felicidad y longevidad. Sonreír a los órganos y agradecerles el trabajo que realizan ayuda a volver a despertar la inteligencia del cuerpo, la cual, una vez activada, puede disipar los desequilibrios emocionales y la falta de armonía interna antes de que aparezcan enfermedades graves.

¡Transforma tu energía interna en alegría y utiliza la Sonrisa Interior para sanar tus órganos internos!

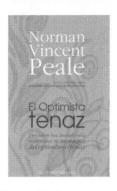

El optimista tenaz

Descubre los asombrosos resultados de la práctica del optimismo tenaz.

«Si quiere vivir en este mundo y conservar algo de verdadera fe y optimismo, este libro es para usted.»

El mundo moderno es duro y sus numerosos males pueden ser debilitadores. Con tanta violencia, dolor y destrucción aparentemente sin sentido, se necesita mucha fortaleza interior para superar el cinismo y la desesperación… y seguir alimentando la esperanza en el futuro. Gracias a la cuidadosa guía del doctor Peale, puede alcanzar la felicidad, la serenidad y la seguridad necesarias para aprender a:

- Dominar sus temores.
- Liberarse de los sentimientos de culpabilidad.
- Vivir rodeado de bienestar y prosperidad, tanto personal como profesionalmente.
- Sentirse físicamente sano, de forma natural.
- Mantener el entusiasmo, incluso en circunstancias adversas.
- Afrontar los problemas con buen humor y creatividad.
- Aprovechar el poder de la oración.

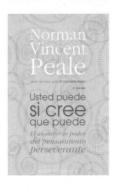

Usted puede si cree que puede

«Éste es un libro producido a partir de una convicción entusiasta en la gente y de un deseo de animarla a hacerse cargo de sus vidas, mediante la plena realización de las extraordinarias posibilidades inherentes en la mente.»

Norman Vincent Peale

Cuando tenga un problema, por muy incomprensible, difícil o desalentador que pueda ser, hay, según el doctor Peale, un principio básico que debe recordar y aplicar: la persistencia a través de la percepción. En este libro muestra cómo usted también puede hacer posible lo que parecía imposible, aprendiendo a:

- Motivarse a sí mismo.
- Creer y tener confianza en sí mismo.
- Olvidar sus temores.
- Hacer que sucedan milagros.
- Evitar los pensamientos de fracaso.
- Aprovechar los recursos que hay en su mente.
- Serenarse y tener sentido del humor.
- Adelantarse a las cosas y quedarse allí.

Norman Vincent Peale es autor de cuarenta y seis libros de éxito en los que se incluyen *El Optimista tenaz* o *El poder del pensamiento positivo*. Uno de los pensadores más influyentes de su tiempo, el legado del doctor Peale se mantiene vivo en la actualidad, a través del Peale Center for Christian Living y su pagina web:

www.dailyguideposts.com/positivethinking

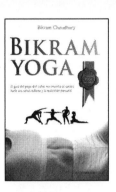

Bikram yoga

Deja de lado tus reparos y excusas. Bikram Choudhury, el máximo experto del yoga del calor en el mundo, está aquí para enseñarte el verdadero camino hacia el autoperfeccionamiento y un nuevo amor por la vida. El Bikram yoga, basado en un secular y científicamente demostrado camino hacia la salud, pondrá en forma tu cuerpo, tu mente y tu espíritu.

Este libro, basado en la serie de veintiséis posturas y dos ejercicios de respiración, te ayudará a solucionar un gran número de problemas como el estrés, el insomnio, la artritis y el dolor de espalda, así como a conservar una excelente salud para los años venideros.

Para Bikram, la práctica del yoga es una misión mental y espiritual que te permite alcanzar tu completo potencial y te enseña cómo la fuerza física y la flexibilidad pueden conducirte hacia la claridad mental y la tranquilidad espiritual.

Si nunca has practicado Bikram yoga, prepárate para las más intensas y provechosas clases de tu vida, y si, en cambio, ya lo conoces, profundizarás en el aprendizaje de las posturas y sus secuencias, lo que mejorará los resultados.

«Si sigues mis instrucciones y practicas mi serie única de posturas de yoga al máximo de tus capacidades, vivirás una vida mejor, más sana y más pacífica.»

Veintiséis posturas de yoga y dos ejercicios de respiración para mejorar tu vida física y espiritual de la mano de uno de los mayores expertos yóguicos.

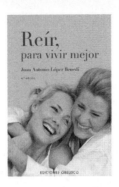

Reír, para vivir mejor

La risa y la sonrisa son medicina y placer; lo más propiamente humano que tenemos. Todos sabemos reír, aunque a veces se nos olvide. Y en algunos momentos, cuando necesitaríamos reír y no podemos, resulta imprescindible contar con los recursos adecuados para evitar el deterioro que nos lleva al sufrimiento y la enfermedad.

Este libro aporta recursos para reír y sonreír. Es un libro lúdico, práctico y ameno, con una erudición que se justifica y se disculpa. Está orientado hacia quienes, en soledad o en grupo, desde un interés personal o profesional, desean contar con herramientas útiles para cada día; para ser un poco más felices cada día.

Este manual de risoterapia le ayudará a relajarse, a sentir y a amar de una manera sana y natural. Reír libera tensiones, rejuvenece, contrarresta la ansiedad y libera endorfinas.

Con sus propuestas, reflexiones humorísticas y ejercicios, Juan Antonio López Benedí, que imparte cursos de risoterapia por toda España, nos brinda una entrañable sonrisa, más allá de la risa, y nos enseña a reír, para vivir mejor.

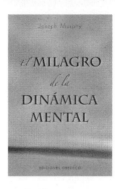

El milagro de la dinámica mental

¿Se ha preguntado alguna vez por qué algunas personas parecen conseguirlo todo sin aparente esfuerzo y sin embargo, otros... es decir, la mayoría de la gente, lleva una vida de dificultades?

Los primeros suelen tener la capacidad, natural o aprendida, de conectar con su mente subconsciente y la utilizan para solucionar sus problemas de modo creativo. Los segundos no saben cómo utilizar sus propios recursos naturales.

En este libro extraordinario, el Dr. Murphy explica con claridad cuáles son las técnicas que con un mínimo esfuerzo cualquier persona puede utilizar para aprovechar al máximo su potencial mental.

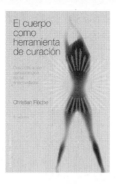

El cuerpo como herramienta de curación

A menudo, la enfermedad es considerada como una desgracia, una calamidad fruto del azar, contra la que luchamos con medicinas, manipulaciones y amputaciones.

Christian Flèche da un giro radical a esta visión y propone un acercamiento diferente a la enfermedad considerándola una reacción biológica de supervivencia frente a un acontecimiento emocionalmente incontrolable, dado que cualquier enfermedad, cualquier órgano dañado corresponde a un sentimiento muy preciso. Por lo tanto, se puede percibir la enfermedad como herramienta de curación, al igual que el bronceado de la piel por la exposición al Sol no es una enfermedad sino una solución de adaptación. Gracias a este libro, puedes descubrir el acontecimiento original, desencadenante y generador del síntoma y, así, al conocer su causa, podrás tratar cualquier dolencia más eficazmente.

El autor nos ofrece una lectura clarificadora y sorprendente sobre la embriología y las relaciones que unen los órganos, el cerebro y el psiquismo, además de exponer numerosos casos reales para apoyar su tesis.

La «enfermedad» aparece como una reacción sana del cuerpo, un cuerpo al que hay que acompañar y escuchar dado que habla al enfermo de sí mismo: un auténtico regreso liberador, una perspectiva llena de posibilidades para la curación y el conocimiento de uno mismo.

«La enfermedad es el esfuerzo que la naturaleza realiza para curar el cuerpo.»

C. G. JUNG